L'EAU OXYGÉNÉE

SON EMPLOI

EN CHIRURGIE

PAR

Le Dr L. LARRIVÉ

PARIS

ALEXANDRE COCCOZ, LIBRAIRE-EDITEUR

11, RUE DE L'ANCIENNE-COMÉDIE, 11

1883

L'EAU OXYGÉNÉE

SON EMPLOI

EN CHIRURGIE

PAR

Le Dr L. LARRIVÉ

———•◇•———

PARIS

ALEXANDRE COCCOZ, LIBRAIRE-ÉDITEUR

11, RUE DE L'ANCIENNE-COMÉDIE, 11

—

1883

L'EAU OXYGÉNÉE

SON EMPLOI EN CHIRURGIE

L'eau oxygénée, découverte et préparée pour la première fois par Thénard en 1818, n'avait pas encore été utilisée dans la pratique médicale ou chirurgicale; la difficulté de sa préparation l'avait fait considérer comme une curiosité chimique, sans utilité immédiate dans le traitement des maladies.

A une époque où les recherches des médecins et des chirurgiens tendent spécialement à la découverte de l'agent le plus propre à la destruction des éléments inférieurs, des *microbes*, agents probables de la transmission, de l'évolution des maladies infectieuses et épidémiques, il n'est pas étonnant que l'on ait cherché à tirer l'eau oxygénée du plan secondaire où elle se trouvait reléguée et que des expérimentateurs se soient ingéniés à la fabriquer en grandes quantités, et présentant les qualités nécessaires pour son emploi dans la pratique médicale.

M. le docteur Baldy qui s'était particulièrement occupé d'abord de recherches chimiques, appliqua pour la première fois, avec M. Péan, l'eau oxygénée dans la pratique chirurgicale.

Les expériences furent ensuite continuées dans le service de l'éminent chirurgien de l'hôpital Saint-Louis. Ce sont ces observations que nous allons publier. Nous noterons également ment quelques faits empruntés à la pratique de la ville qui nous ont été fournis par MM. Baldy et Brochin.

Pour tout ce qui concerne la partie purement théorique, nous avons trouvé auprès de M. le docteur Regnard et de M. G. Viard, ancien élève de l'Ecole polytechnique, les renseignements les plus précieux. Qu'ils reçoivent nos meilleurs remercîments.

I

Le procédé de Thénard pour la préparation de l'eau oxygénée est long et laborieux; on en a proposé de plus rapides, mais c'est encore à cette méthode qu'il faut revenir toutes les fois qu'on veut avoir de l'eau oxygénée un peu concentrée.

Elle consiste à traiter le bioxyde de baryum par l'acide chlorhydrique qui donne du chlorure de baryum et de l'eau oxygénée.

Cette préparation n'est pas sans difficultés. L'eau oxygénée se décomposant déjà partiellement vers 20°, il faut éviter tout échauffement de la liqueur. La présence des bases facilite cette décomposition ; les acides au contraire donnent de la stabilité au bioxyde d'hydrogène. Aussi faut-il opérer de manière que l'eau oxygénée, à mesure qu'elle se produit, se trouve toujours en présence d'un excès d'acide. C'est pour cela qu'on verse le bioxyde de baryum dans l'acide chlorhydrique au lieu de faire l'inverse.

Ajoutons enfin que le bioxyde de baryum du commerce, préparé avec du nitrate de baryte impur, contient presque toujours de l'oxyde de fer et de l'oxyde de manganèse, corps qui décomposent l'eau oxygénée par leur seul contact. Si donc on n'emploie pas du bioxyde pur, on décomposera au cours de la préparation un peu de l'eau oxygénée formée.

Le vase contenant de l'acide chlorhydrique pur étendu est entouré de glace. On y verse par petites portions le bioxyde de baryum broyé avec de l'eau de manière à en faire une bouillie claire, en ayant soin de ne pas saturer complètement l'acide.

Cette première opération donne de l'eau oxygénée très étendue d'eau. Pour enrichir cette solution, on ajoute goutte à goutte de l'acide sulfurique étendu de son volume d'eau et froid jusqu'à ce qu'une goutte ne donne plus de précipité. On régénère ainsi l'acide chlorhydrique et on sépare par filtration le sulfate de baryte formé.

On ajoute une nouvelle quantité de bioxyde de baryum et on répète l'opération jusqu'a ce qu'on ait amené l'eau oxygénée à la concentration voulue.

On ajoute alors du sulfate d'argent en poudre qui précipite le chlore du chlorure de baryum et le chlore de l'acide chlorhydrique libre.

On a ainsi du chlorure d'argent, du sulfate de baryte, et de l'acide sulfurique libre en plus ou moins grande quantité suivant qu'on a mis en plus ou moins grand excès d'acide chlorhydrique.

On n'aura qu'à saturer exactement cet acide sulfurique

par l'eau de baryte et à filtrer pour avoir une dissolution d'eau oxygénée pure.

Thénard en opérant ainsi est arrivé à avoir une eau renfermant 125 volumes d'oxygène ; mais il a reconnu qu'à partir de 50 volumes, l'eau oxygénée se décompose assez rapidement pendant les opérations que nous venons de décrire pour qu'on ait intérêt à s'en tenir là et à la concentrer dans le vide au-dessus de l'acide sulfurique.

On peut alors obtenir de l'eau oxygénée contenant 475 volumes d'oxygène.

C'est un liquide incolore, de densité 1,452, ne se solidifiant pas à — 30°.

Tel est le procédé suivi dans les laboratoires pour avoir un produit concentré et pur ; mais il existe dans le commerce une eau oxygénée spécialement exploitée par les parfumeurs pour la décoloration des cheveux qui contient en grande quantité des matériaux étrangers. Il va sans dire que, pour toutes nos expériences et pour tous nos pansements, nous nous sommes servi d'eau presque toujours neutre, ou très faiblement acide, et préparée suivant les principes que nous venons d'indiquer. La préparation, d'ailleurs, était rendue beaucoup plus courte ; les besoins de la pratique médicale n'exigeant pas une teneur en oxygène supérieure à 15 volumes.

II

Un jour que M. le D#r# Baldy se livrait, dans son laboratoire, à quelques recherches sur l'eau oxygénée, il en jeta par hasard, environ la valeur d'un litre dans un seau contenant des détritus, des matières en fermentation qui étaient là depuis deux semaines au moins. Quelques instants après, l'odeur que répandaient les matières contenues dans ce baquet avait complètement disparu. Il est évident qu'une action spéciale s'était exercée là sur les *ferments.*

Voilà le fait brutal : il s'agissait de démontrer l'action destructrice du bioxyde d'hydrogène d'une façon scientifique ; les expériences de MM. Bert et Regnard ont établi cette action de la façon la plus lumineuse.

Le premier des deux savants expérimentateurs de la Sorbonne avait déjà conclu d'une série d'expériences communiquées dès 1870 à l'Académie des sciences, que les animaux plongés dans une atmosphère suroxygénée meurent rapidement Les recherches, continuées avec l'eau oxygénée, montrèrent des résultats absolument identiques que MM. Bert et Regnard exposèrent à l'Institut et à la Société de Biologie.

L'intérêt ne pouvait donc manquer de s'attacher à une découverte dont la base scientifique était établie par des savants d'une aussi haute valeur, et l'expérience clinique vint absolument confirmer les données que l'on était en droit de tirer des expériences de laboratoire.

Une première épreuve bien simple et bien concluante consiste en ceci :

On prend de l'eau de culture de microbes ; on en met dans deux vases, et après avoir constaté que la pullulation se fait normalement, on ajoute à l'une des deux solutions une certaine quantité de bioxyde d'hydrogène. Il est facile, dès lors, en se livrant à de nouvelles observations, de voir si ce nouvel agent a produit une perturbation quelconque. Or, toutes les expériences faites de cette manière ont démontré de la façon la plus formelle que la reproduction des microbes était absolument arrêtée dans le vase où l'on avait ajouté de l'eau oxygénée, tandis que la multiplication continuait sans entraves dans l'autre solution.

Le microscope confirmait donc les hypothèses que l'on avait émises, mais on ne s'en tint pas là et de nouvelles études, que nous allons exposer brièvement, furent entreprises.

M. Regnard se servit pour cela de l'appareil que nous reproduisons ici et que nous devons décrire pour la facile intelligence des expériences que nous allons rappeler (Voy. fig. I).

« C'est sur un cylindre tournant G, couvert d'une feuille de papier enduite de noir de fumée, qu'un style viendra tracer la courbe du dégagement des gaz.

« Ce cylindre est mû lentement par une horloge ; un mécanisme fort simple permet de réaliser à peu de frais ce mouvement très régulier.

« On se sert d'une horloge ordinaire A, la corde qui en soutient le poids s'enroule autour d'un treuil B qui tourne régulièrement à mesure que descend le poids. Ce treuil, au moyen d'une cordelette de transmission, entraîne le cylindre dans son mouvement : il suffit d'augmenter la puissance du poids de l'horloge pour conduire des cylindres aussi lourds et aussi volumineux que l'on veut.

« En K se trouve un flacon de verre dans lequel se passe la

fermentation. Ce flacon est tenu à une température constante par un thermomètre électrique M et un régulateur N actionné par la pile P. Les organes M, K, P, N n'ont d'autre but que de maintenir le bain à une température fixe (1).

« Le flacon communique par deux tubes : 1° avec un manomètre à eau J, 2° avec une petite cloche H plongée dans du

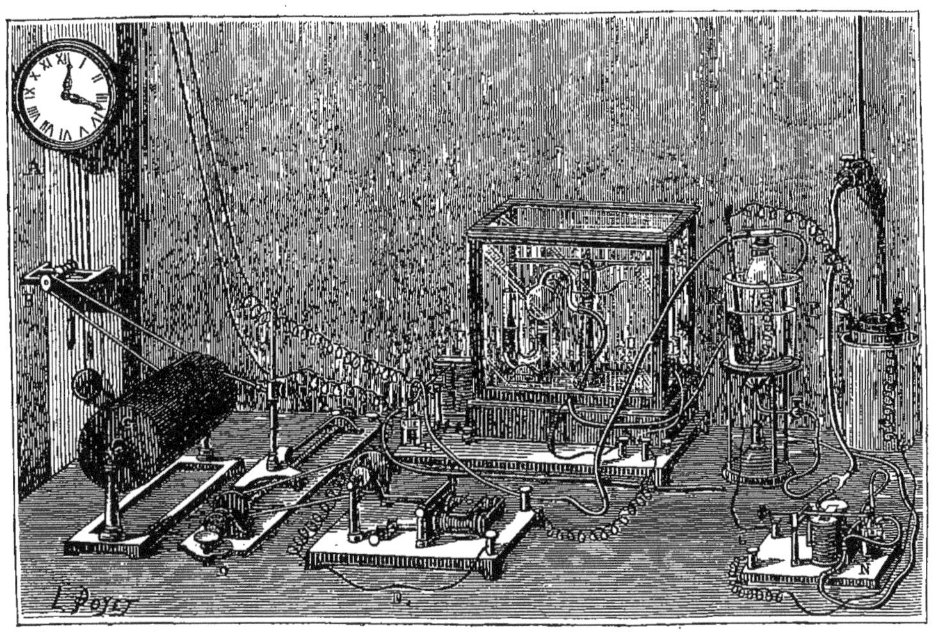

FIGURE 1.

Appareil destiné à enregistrer le dégagement d'acide carbonique produit par la fermentation et son arrêt par l'eau oxygénée.

mercure. Quand, par suite de la fermentation, les gaz viennent à se dégager dans le flacon fermé, le flotteur placé sur l'eau du manomètre s'élève et il entraîne avec lui le bras de

(1) La température ne doit jamais atteindre 70⁰. Les substances qui ont été portées à cette température deviennent inertes, sont sans action sur l'eau oxygénée.

Larrivé.   2 la balance auquel il est attaché. Le bras opposé s'abaisse et un fil de platine qui le termine vient plonger dans un godet de mercure O. Ce contact ferme le courant d'une pile placée dans une pièce voisine et dont les conducteurs sont seuls représentés sur la figure. Or ce courant passe à la fois et en même temps dans la bobine F et dans la bobine E. Ces bobines s'aimantent et attirent leurs armatures. En basculant l'armature de la bobine E pousse une dent de la roue à rochet qui est devant elle. Cette roue à rochet entraîne, au moyen d'une corde de transmission, la vis D qui porte le style inscripteur. Cette vis tourne d'une certaine quantité et le style avance d'autant. Mais, du même coup, la bobine F s'est aimantée. En basculant, son armature a soulevé la clochette H qui plongeait dans le mercure et qui communiquait avec le flacon à expérience. Celui-ci s'est trouvé débouché, le gaz produit s'est échappé; aussitôt l'excès de pression a été détruit, le manomètre est retombé à 0°, le fil de platine a quitté le mercure et le courant a été rompu. Les deux bobines se sont désaimantées, la clochette est retombée dans le mercure, l'armature de E est venue sous une autre dent de la roue à rochet, et tout est retombé dans le repos jusqu'au moment où une quantité de gaz, juste égale à la première, aura été produite par la fermentation. Alors le même mécanisme se reproduira et le style avancera d'un nouveau dégré.

« Finalement il résultera de là sur le cylindre une courbe qui indiquera toutes les phases de dégagement gazeux. » (Regnard.)

C'est cet appareil qui a été utilisé pour montrer l'action évidente de l'eau oxygénée sur les microbes, en un mot, les ferments figurés.

Voici comment on procède :

On place dans le flacon K de la levûre de bière, par exemple. On constate au dégagement d'acide carbonique enregistré sur le cylindre que la fermentation se produit. — La courbe ascendante du dégagement gazeux l'indique nettement (V. fig. 2) — Si à ce moment on ajoute dans le flacon

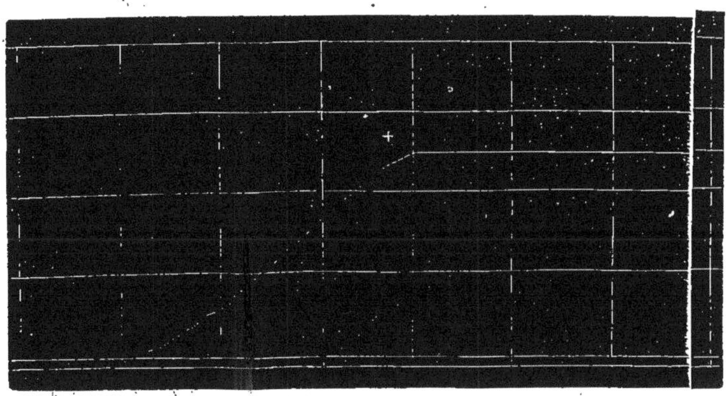

FIG. 2.

╈ Indique le moment où l'on ajoute le bioxyde d'hydrogène.

K une petite quantité de bioxyde d'hydrogène, on voit immédiatement l'ascension de la ligne de dégagement s'arrêter. La fermentation ne se produit plus ; il n'y a plus de production d'alcool et d'acide carbonique : le ferment est mort (1).

(1) Dans la séance de l'Académie de médecine du 2 janvier 1883, M. Bouley a communiqué, au nom de M. le professeur Nocart, d'Alfort, un mémoire dans lequel il expose que le virus du charbon symptomatique peut être *atténué* par son mélange avec l'eau oxygénée, et que le degré de virulence est proportionnel à la durée du contact. Dans toutes nos expériences, nous avons constaté que les microbes étaient *détruits* par l'action du bioxyde d'hydrogène. Il n'y a là qu'une question d'heures et de force de l'eau oxygénée. Ces faits avaient d'ailleurs été constatés et publiés en grande partie par MM. Beit et Regnard.

Si maintenant, se servant du même appareil, on met dans le flacon à expérience de l'eau oxygénée en contact avec de la fibrine, on constate que le bioxyde d'hydrogène est instantanément décomposé en eau et en oxygène dont le dégagement vient s'inscrire, comme dans le cas précédent, sur le cylindre G. Les expériences entreprises à ce sujet nous semblent assez intéressantes pour que nous reproduisions ici, en partie du moins, la note présentée par MM. Bert et Regnard à la Société de biologie (9 décembre 1882).

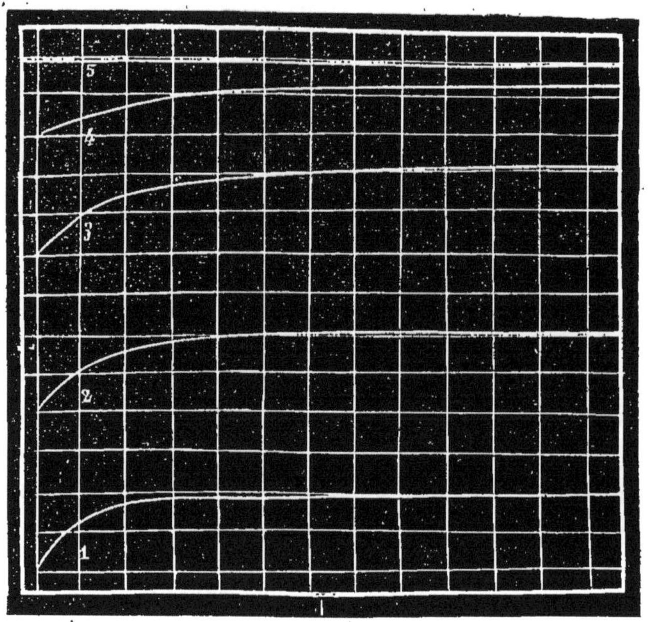

Fig. 3.

« Nous opérons, disent-ils, au moyen de fibrine très pure, desséchée dans le vide, pesée sèche, puis humectée de nouveau avec de l'eau. L'eau oxygénée que nous employons est exempte d'acide sulfurique et contient 10 volumes d'oxygène.

« ..... La fibrine encore intacte, placée dans l'eau oxygénée, ne décompose pas celle-ci complètement. Il y a un moment où la réaction s'arrête; et pourtant il reste encore beaucoup d'eau oxygénée, comme on peut le démontrer en ajoutant un peu de bioxyde de manganèse ou de fibrine neuve au liquide en expérience.

« Le résultat le plus singulier que nous ayons obtenu est relatif à la *réviviscence* de la fibrine sous l'influence du lavage. Quand la fibrine a arrêté son action, comme nous l'avons dit plus haut, il suffit de la laver pour lui rendre son influence. Celle-ci persiste, mais à un degré moindre; la fibrine, remise dans de l'eau oxygénée intacte, dégage de moins en moins d'oxygène, et au quatrième lavage elle est devenue tout à fait inerte. La figure ci-contre (V. fig. 3) est tout à fait démonstrative.

« La courbe n° 1 a été obtenue par l'action de 2 grammes de fibrine sur 20 grammes d'eau oxygénée. La réaction arrêtée, on a lavé la fibrine, qui a donné la courbe n° 2 en présence de 20 autres grammes d'eau oxygénée. Les courbes 3, 4, 5 ont été obtenues à la suite de nouveaux lavages. On voit que l'activité de la fibrine était restée sensiblement la même en 1, 2 et 3, qu'elle avait beaucoup diminué en 4, et disparu complètement après le quatrième lavage. »

III

Des expériences que nous venons de mentionner, il était logique de conclure que partout où l'on aurait à craindre le développement de microbes, de ferments figurés, l'eau oxygénée trouverait son application.

Ainsi, elle était formellement indiquée pour le pansement des plaies et même le lavage des cavités, soit naturelles, soit accidentelles, où les organismes inférieurs ont surtout tendance à se développer (oreilles, vagin, cavités d'abcès).

Au reste, cette action de l'oxygène dans les affections chirurgicales avait déjà préocoupé les praticiens. Les bains d'oxygène furent employés pour un certain nombre de cas. C'est ainsi qu'en 1862, Laugier, dans une lettre qu'il adressait à l'Académie des sciences au sujet de la thèse de Maurice Raynaud sur l'*asphyxie locale* et la *gangrène symétrique des extrémités*, disait : « Il résulte des faits que je soumets à l'Académie que les bains d'oxygène pur arrêtent rapidement, au moins dans certains cas, la marche de la gangrène spontanée des extrémités » (1).

Jules Guérin signala aussi l'action excitante de l'oxygène sur les plaies, mais Demarquay surtout l'étudia d'une façon spéciale et constata un fait que nous retrouverons tout à l'heure très nettement accentué avec l'eau oxygénée employée à dose trop élevée, un travail réactionnel tel qu'il peut arriver à une véritable inflammation. Toutefois, l'oxygène n'était pour tous ces auteurs qu'un *excitant*, et si aujourd'hui encore nous pensons que cette action est considérable et devra être fréquemment utilisée dans le traitement des

(1) V. également Foucras, 1866.

plaies anciennes, il n'en est pas moins vrai que c'est surtout en tant que destructeur de microbes qu'il est maintenant employé sous forme d'eau oxygénée. Quoi qu'il en soit de la théorie incomplète de Demarquay, les bains d'oxygène avaient été appliqués avec succès, et si la méthode était tombée en désuétude, il faut simplement en accuser les ennuis que causait la fabrication du gaz dont une quantité considérable était nécessaire, et l'embarras des appareils indispensables à la mise en pratique de ce procédé.

L'eau oxygénée vient lever toutes ces difficultés.

Lorsqu'une compresse a été imbibée d'eau oxygénée, puis appliquée sur une plaie, il se produit ce que l'on appelle la *fermentation de l'eau oxygénée.*

Le corps catalytique est représenté par les liquides organiques au contact desquels se trouve l'eau oxygénée, et peut-être aussi par les globules, soit du sang, soit du pus, qui pourraient agir, dans ce cas, de la même façon que les corps extrêmement divisés agissent sur le bioxyde d'hydrogène.

En présence de ces éléments qui se trouvent à la surface de la plaie, l'oxygène se dégage, de telle sorte que l'on a ici un véritable bain d'oxygène, en même temps que l'eau maintient une humidité favorable elle-même à la cicatrisation.

Ce phénomène de la fermentation s'accentue d'une façon particulièrement saillante, lorsqu'on se sert d'eau oxygénée insuffisamment étendue d'eau ordinaire, et qu'on l'injecte, par exemple, dans la cavité d'un abcès. Il se produit alors un tel et si rapide dégagement de gaz que, dans certaines régions, au cou, par exemple, des accidents seraient à redouter si l'on n'était prévenu de cette éventualité; et

d'ailleurs il suffit d'avoir vu faire le pansement d'un moi-
gnon de jambe, de bras, c'est-à-dire d'une surface secré-
tante assez étendue pour avoir une idée du dégagement
considérable qui se produit dans le vase où tombe l'eau du
lavage mélangée au pus.

L'eau oxygénée doit donc être un bon adjuvant pour la
rapide cicatrisation des plaies ; mais pour obtenir ce résultat,
comment faut-il l'employer ?

Le titre de l'eau oxygénée préparée dans le début était
de 12 volumes d'oxygène pour 1 vol. d'eau, mais dès les
premiers jours, nous ne tardâmes pas à reconnaître que l'on
pouvait diminuer de moitié la quantité d'oxygène, et que de
l'eau oxygénée à 6 ou 7 volumes pour 1 remplissait très
exactement les conditions nécessaires. Avec la première, il
était indispensable d'ajouter une quantité d'eau pure beaucoup trop considérable; le bioxyde d'hydrogène lui-même
pouvait peut-être perdre un peu de sa stabilité, tandis
qu'avec la seconde préparation, il ne faut ajouter que partie
égale d'eau pure pour avoir un liquide présentant, pour les
pansements, des avantages faciles à apprécier par la lecture des observations qui suivent.

L'eau oxygénée, aux titres que nous indiquons, ne peut pas
être employée pure ; elle produirait sur les tissus avec lesquels on la mettrait en contact une irritation considérable,
répondant au travail inflammatoire que Demarquay avait
signalé pour les bains d'oxygène. Il faudrait, pour qu'on pût
l'utiliser sans l'étendre, qu'elle ne contînt que deux fois ou
trois fois au plus son volume de gaz ; mais, après quelques
expériences faites dans le service de M. Péan, il nous a semblé
qu'il valait mieux prendre le chiffre intermédiaire à 12
(maximum), à 3 ou 2 (minimum) et avoir ainsi un liquide

que l'on peut doser à volonté suivant la convenance des cas.

Donc, chez les malades dont nous donnons les observations, on s'est servi généralement d'eau oxygénée à 7 volumes étendue d'une égale quantité d'eau pure.

Nous devons faire toutefois deux exceptions. Pour les plaies très récentes, le titre a été abaissé, tandis que pour les plaies anciennes et particulièrement pour les ulcères atoniques, il a été élevé dans des proportions notables. Dans la crainte d'une réaction trop vive, nous nous sommes servi, notamment après les amputations ou les ablations de tumeurs, d'eau extrêmement diluée, de telle sorte que le titre était de 1/2 ou 1 volume d'oxygène; mais au contraire pour les plaies anciennes qui avaient besoin d'être excitées, et à plus forte raison pour les ulcères stationnaires, nous avons plusieurs fois employé un liquide contenant jusqu'à dix fois son volume d'oxygène. De plus, en dehors de l'action excitante, il est évident que, chez les opérés, le développement des microbes n'ayant pas eu le temps de se faire, une petite quantité d'oxygène est amplement suffisante pour empêcher la pullulation, tandis que pour les ulcères n'ayant aucune tendance à la régression, véritables terrains de culture, l'eau oxygénée doit être employée dans des proportions beaucoup plus fortes. On voit qu'il y a là des différences assez importantes au sujet desquelles il serait difficile d'établir des régles précises. Cependant, nous pouvons dire, d'une façon générale, que sur une plaie récente, plaie chirurgicale, il serait imprudent, pendant les cinq ou six premiers jours, de se servir d'eau contenant plus d'une fois son volume d'oxygène; que la *force* devra être ensuite augmentée progressivement jusqu'à 6 volumes, et que cette dose ne pourra être dépassée que dans les cas d'ulcères rebelles à tout traitement.

Après avoir examiné dans quels cas et à quel titre on pourrait se servir de l'eau oxygénée, il nous reste à indiquer de quelle façon se fait cette application. Il n'y a rien ici de particulier : l'eau oxygénée, telle qu'elle est fabriquée aujourd'hui pour les hôpitaux, étant à 12 et à 7 volumes pour 1, le chirurgien a seulement la peine d'y ajouter l'eau nécessaire pour amener la solution au titre qu'il convient. Les injections se font, comme pour les autres liquides employés jusqu'à ce jour, soit avec un irrigateur, soit avec une seringue en métal. Nous nous sommes servi pour les pansements de pièces identiques à celles qui sont utilisées pour les solutions alcoolisées ou phéniquées, c'est-à-dire que, après avoir trempé dans la solution oxygénée des compresses de tarlatane et les avoir appliquées sur les endroits malades, nous les recouvrions d'un large morceau de taffetas gommé, destiné à empêcher une évaporation trop rapide, puis de plusieurs couches de ouate, le tout maintenu par des bandes plus ou moins serrées suivant les indications. Le pansement est renouvelé toutes les vingt-quatre heures, sauf dans les cas de suppurations très fétides où il est bon de le faire deux fois par jour.

Nous avons indiqué les expériences de laboratoire qui recommandent l'emploi de l'eau oxygénée, et signalé dans quelles conditions le bioxyde d'hydrogène pourrait être utilisé en chirurgie ; il nous reste à exposer les résultats obtenus dans la pratique.

I. — Plaies et plaies contuses. Traumatismes chirurgicaux.

OBSERVATION I.

(Communiquée par M. le Dr Brochin).

Tumeur cancéreuse du sein, ablation, vaste perte de substance. Pansements à l'eau oxygénée. Guérison.

Avril 1882. Mme de X..., âgée de 53 ans, subit l'ablation avec le thermo-cautère d'une tumeur cancéreuse du sein, de toute la peau de la région mammaire et des ganglions axillaires. La plaie qui résulte de cette opération mesure 30 centimètres sur 20 et reste ouverte à cause de l'éloignement trop considérable de ses bords. Il a fallu enlever en même temps la plus grande partie des muscles pectoraux et plusieurs ganglions axillaires volumineux. Quarante-huit heures après l'opération la température était à 37° et le pouls à 76.

Sous l'influence des *pansements à l'eau oxygénée*, la cicatrisation a marché rapidement; des bourgeons charnus de bonne nature se sont rapidement établis, la suppuration a été de bon aspect et la guérison s'est faite rapidement sans aucune complication.

OBSERVATION II.

Fistules multiples de la fesse droite. Débridements au thermo-cautère. Pansement à l'eau oxygénée. Guérison.

L... (Louis), 41 ans, tôlier, entre à Saint-Louis le 22 avril 1882, salle Sainte-Marthe, n° 23.

Antécédents. — Deux blennorrhagies, un chancre induré il y a une vingtaine d'années. Deux abcès à l'anus : un en 1870, l'autre en 1876. Depuis deux ou trois ans, abcès multiples dans la région péri-anale, ne guérissant jamais et récidivant souvent.

État actuel. — A 6 centimètres à droite de l'anus, en arrière de la tubérosité ischiatique, existe un orifice fistuleux induré, par lequel s'échappent quelques gouttes de pus.

En arrière de cet orifice se trouve un tubercule (orifice fermé) relié au premier par une induration fibreuse.

En avant de l'ischion existe une induration sous-cutanée du volume d'une grosse noix, un peu sensible.

En outre, toute la région fessière droite est le siège d'une tuméfaction diffuse considérable.

Le stylet introduit par l'orifice de la fistule se dirige en dedans, pénètre sur une longueur de 10 centimètres sans arriver sur aucun organe (os, rectum, urèthre).

L'opération est pratiquée le 27 mai.

M. Péan, à l'aide du thermo-cautère, après avoir introduit une sonde cannelée, débride la fistule. Celle-ci est rameuse, envoie des embranchements de plusieurs côtés, ce qui nécessite des débridements multiples et anguleux, par lesquels on arrive enfin sur le périoste du coccyx.

Pansement de Lister.

Le 5 juin, on fait un pansement à *l'eau oxygénée*. Le malade trouve le pansement un peu plus douloureux que celui de Lister.

Jusqu'au milieu de juillet on continue le pansement à l'eau oxygénée. Les plaies ont très bel aspect, mais la cicatrisation ne marche pas très rapidement.

11 juillet. On fait passer le malade au châlet, pour le changer d'air. A partir de ce moment la cicatrisation se produisit rapidement et sans arrêt.

Le 4 août, le malade quitte l'hôpital absolument guéri.

OBSERVATION III.

Plaie de l'auriculaire et de l'annulaire par un engrenage. Pansement avec l'eau oxygénée. Guérison.

L... (Léon), 17 ans, homme de peine, entre à l'hôpital Saint-Louis, le 14 mai 1882, salle Sainte-Marthe, n° 17.

Il a eu les doigts pris dans un engrenage. L'annulaire et le petit doigt sont seuls intéressés sérieusement. L'index et le médius ne présentent que des plaies très superficielles.

Du côté de l'annulaire, les deuxième et troisième phalanges ont été mises à nu ; la phalangine est fracturée et les parties molles de la première phalange sont très endommagées. Quant au petit doigt, les deux dernières phalanges ont été arrachées presque complètement.

Il est impossible de tenter la conservation de ces bouts de doigts; aussi on pratique immédiatement l'amputation des phalanges écrasées.

Pansement avec le *bioxyde d'hydrogène.*

Immobilisation de la main au moyen d'une planchette et élévation du membre.

La guérison se fait sans accident et le malade nous quitte le 5 juin, vingt jours après son entrée.

OBSERVATION IV.

Corps étrangers occupant les gaines synoviales de la face dorsale du poignet. Ablation. Phlegmons multiples. Pansement à l'eau oxygénée. Guérison.

F... (Bernard), 35 ans, cordonnier, entre à l'hôpital Saint-Louis le 19 mai 1882, salle Sainte-Marthe, n° 35.

Assez bonne santé habituelle. Pas de graves maladies antérieures. Il y a cinq ans, ce malade s'aperçut de l'existence d'une petite tuméfaction sur le milieu de la face dorsale du poignet droit, non douloureuse, ne gênant en rien les mouvements.

Un peu plus tard, une autre grosseur se developpa non loin de la première.

Depuis deux ans, il ressent le soir, après avoir travaillé, des engourdissements dans toute la main et une fatigue considérable du bras et de l'épaule.

État actuel. — On constate sur la face dorsale du poignet droit une tuméfaction un peu aplatie, du volume d'une grosse noix, dont la partie externe est molle et rénitente, et dont la partie interne, du volume d'une noisette, a la consistance osseuse.

On trouve une autre petite tumeur dure, à un centimètre en dedans et en haut de la première.

Ces grosseurs ne paraissent pas adhérer aux os ni aux tendons des extenseurs; elles ont une certaine mobilité. Les mouvements de l'articulation du poignet sont libres. Les mouvements des doigts sont libres aussi; toutefois ils sont plus difficiles et moins précis qu'avant.

Le malade ne peut écrire qu'avec un porte-plume très gros. Il peut serrer aussi fort de la main droite que de la gauche, mais en très peu de temps la force de cette main s'épuise. Elle ne peut faire un effort prolongé.

Le malade sort le 3 juin. Il rentre quelques jours après, et M. Péan pratique l'ablation des deux grosseurs. Suture, pansement phéniqué, compression ouatée.

La nuit qui suit l'opération, douleurs considérables dans le poignet. Le surlendemain on enlève le pansement : rougeur et douleur de toute la face dorsale du poignet. On est obligé d'enlever les fils de suture,

6 juillet. Un décollement s'est produit allant jusqu'à la racine des doigts. Drains. *Pansement à l'eau oxygénée.*

Pendant les mois de juillet et d'août, des phlegmons suivis de décollement se produisent sur le poignet et l'avant-bras. On est obligé de passer dix drains au malade. On fait toujours le pansement à l'eau oxygénée, tout en donnant chaque jour un bain de bras d'une heure avec de l'eau phéniquée à 1/100.

Dans les premiers jours de septembre le malade sortait absolument guéri.

Le 15 octobre nous le revoyons ; il se sert très bien de sa main et a pu reprendre ses occupations.

OBSERVATION V.

Épithélioma de la lèvre inférieure. Ablation. Pansement à l'eau
oxygénée. Guérison.

B... (Jules), 47 ans, teinturier, entre à l'hôpital Saint-Louis, le 21 mai 1882, salle Saint-Augustin, n° 74.

Il y a cinq mois, il s'est aperçu de l'apparition à la lèvre inférieure, à un centimètre et demi de la commissure droite, d'un bouton du volume d'un pois. Ce petit bouton était le siège d'une démangeaison insupportable qui le forçait continuellement à se gratter ; finalement il l'a écorché, et cette ulcération, au lieu de se guérir, a continné à s'étendre en largeur et en profondeur.

Cet homme fume peu, dit-il, 10 centimes de tabac par jour, mais dans une pipe à tuyau court.

A son entrée à l'hôpital, nous trouvons sur la lèvre inférieure, plus près de la commissure droite que du sillon médian, une ulcération du diamètre d'une pièce de cinquante centimes. Cette ulcération est profonde, ses bords sont irréguliers, saignants, indurés. Le fond est grisâtre et laisse suinter un liquide ichoreux. La pression est douloureuse, mais quand on ne touche pas, le malade souffre à peine.

Pas de ganglions sous-maxillaires.

Opération. — Hémostasie préventive avec deux pinces ; ablation avec le bistouri.

Réunion des bords de l'incision avec quatre points de suture métallique. *Pansement avec l'eau oxygénée.*

Guérison au bout de quelques jours.

13 juin. Nous revoyons le malade ; la guérison est complète.

OBSERVATION VI.

(Communiquée par M. le Dr Baldy).

Phlegmon de la main, de l'avant-bras et du bras. Incisions.
Pansements à l'eau oxygénée. Guérison.

Dans les premiers jours du mois de mai, M. X..., à la suite d'une piqûre de la main, voit survenir un phlegmon diffus qui s'étend jusqu'à la partie supérieure du bras. M. Baldy fait plusieurs incisions à la main et à l'avant-bras. Ecoulement abondant d'un pus mal lié. Les *pansements à l'eau oxygénée* modifient non seulement la nature de la suppuration, mais aussi la marche du phlegmon. Quinze jours après, M. Péan qui, appelé en consultation, avait pu suivre le malade, constatait qu'il ne restait plus trace de cette affection.

OBSERVATION VII.

Exostose du gros orteil. Ablation. Pansement à l'eau oxygénée.
Guérison.

M... (Adrien), âgé de 33 ans, maçon, entre à l'hôpital Saint-Louis le 30 mai 1882, salle Sainte-Marthe, lit n° 24.

C'est un homme qui a toujours eu une bonne santé, il nie tout accident vénérien.

Il y a quatorze à quinze mois, un fragment de moellon pouvant peser 2 à 3 kil. lui est tombé sur le bout du pied ; simple contusion ayant nécessité trois jours de repos.

En décembre dernier, sans cause connue, il a vu apparaître sur la face dorsale de la première phalange du gros orteil, à peu près à la partie médiane, une tumeur dure, indolente, immobile sous la peau. Quand il s'est aperçu de la présence de cette tumeur, elle avait à peine le volume d'un petit pois.

Pendant un mois, elle est restée stationnaire, puis à la suite d'une marche forcée, elle est devenue quelque peu douloureuse, et c'est aussi à partir de ce moment qu'elle a grossi. Le malade, voyant que les douleurs augmentent en même temps que le volume de la tumeur, demande à entrer à l'hôpital.

Sur le milieu de la première phalange du gros orteil, débordant un peu la partie interne, on remarque une tumeur du volume d'une noisette, dure, immobile, sans adhérence avec la peau. Le sommet de cette tumeur n'est pas régulier. Sa dureté est comparable à celle de l'os. La pression ne détermine pas de douleur, mais la pression prolongée de la chaussure et la marche occasionnent des douleurs.

3 juin. On fait à la peau une incision parallèle au grand axe de la tumeur, que l'on reconnaît être une production ostéo-cartilagineuse. La partie la plus élevée de la tumeur, celle correspondant à la peau, est anfractueuse.

Avec un bistouri on arrive à couper la tumeur à sa base, mais pour éviter une récidive, on rugine la phalange. La plaie est réunie par trois points de suture et pansée avec l'*eau oxygénée*.

20 juin. Guérison. Sortie.

OBSERVATION VIII.

Phimosis congénital. Excision. Serres-fines. Pansement avec l'eau oxygénée. Guérison.

G... (Adrien), âgé de 21 ans, jardinier, entre à l'hôpital Saint-Louis le 2 juin 1882, salle Saint-Augustin, lit n° 5.

Phimosis congénital ; coït douloureux ; dans plusieurs rapprochements sexuels il y a eu des petites éraillures de la peau du prépuce qui ont occasionné au malade des douleurs très vives. Voulant être débarrassé de son infirmité, il entre à l'hôpital.

Opération le 7 juin. Rapprochement de la surface de section de la peau et de la muqueuse au moyen de serres-fines.

Pansement avec l'*eau oxygénée*. La cicatrisation est promptement obtenue.

23 juin. Sortie.

OBSERVATION IX.

Exostose de la partie inférieure et externe du fémur droit. Ablation. Décollement de toute la partie externe de la cuisse. Pansement à l'eau oxygénée. Guérison.

D... (Etienne), âgé de 36 ans, marbrier, entre à l'hôpital Saint-Louis le 7 juin 1882, salle Sainte-Marthe, lit n⁰ 9.

Vers l'âge de 10 ans, le genou gauche grossit et un abcès s'ouvre au bout de quelques jours. Le malade en guérit rapidement.

Il y a douze ans, sans traumatismes, se développe une tumeur sur la face externe de la cuisse droite, à l'union du 1/3 inférieur avec les 2/3 supérieurs. Cette tumeur augmenta peu à peu sans déterminer d'abord la moindre douleur. Au bout de dix ans, elle avait atteint le volume qu'elle a actuellement. Elle est donc stationnaire depuis deux ans. Depuis cette époque toutefois, elle est devenue douloureuse.

Comme traitement : emplâtre de Vigo, liqueur de Van Swieten, sirop de Gibert, iodure de potassium, 4 gr. par jour pendant plusieurs mois, frictions mercurielles, deux saisons à Barèges. Tout a été inutile.

Depuis deux ans, le malade a eu trois arthrites : une au cou-de-pied gauche ; une au poignet droit, une au genou droit, pour laquelle on a appliqué des pointes de feu.

Etat actuel. — Dans la région indiquée, existe une tumeur dure ayant le volume d'une mandarine, arrondie, sans changement de couleur à la peau, adhérente aux parties profondes sans adhérer à la peau. La pression y est très douloureuse. Cette tumeur est douloureuse spontanément la nuit au point de ne laisser que très peu de sommeil.

10 juin. M. Péan pratique l'opération. Après avoir fait l'incision de la peau, il sectionne transversalement une partie du vaste ex-

terne et arrive sur une tumeur ostéo-cartilagineuse qu'il fait sauter avec la gouge et le maillet.

Drain, pansement de Lister.

Le 17. Un décollement s'est produit le long de la face externe de la cuisse, arrivant jusqu'à 4 travers de doigts au-dessous de l'épine du pubis. Drain, *pansement à l'eau oxygénée.*

La cicatrisation, bien qu'assez lente, se produit ensuite régulièrement.

19 août. On enlève les tubes à drainage.

2 septembre. Le malade part pour Vincennes.

OBSERVATION X.

Tumeur sarcomateuse du sinus maxillaire droit. Ablation avec résection. Pansement avec l'eau oxygénée. Guérison.

La nommée R..., âgée de 50 ans, ouvrière en dentelles, entre à l'hôpital Saint-Louis le 20 juin 1882, salle Sainte-Marthe, lit n° 40.

Cette femme porte à la face les cicatrices d'une maladie de peau qu'elle aurait eue il y a vingt ans, maladie mal déterminée par la malade. Pas d'enfants ; est encore réglée.

Entre à l'hôpital pour une affection du maxillaire supérieur droit dont le début remonte à neuf mois. Au mois de septembre dernier, la malade s'aperçut d'un petit bouton développé sur l'aile droite du nez. Pendant trois mois le développement de cette grosseur fut lent. Depuis le mois de février, accroissement plus rapide de la tumeur. Ajoutons que le développement de cette affection ne s'est accompagné d'aucune douleur.

Actuellement la malade présente sur la région maxillaire supérieure droite une tumeur du volume d'un gros œuf de poule. Cette tumeur est dure, consistante, sans trace d'inflammation des téguments, mais ayant déformé assez considérablement la région. Le nez est entièrement rejeté à gauche. Le sillon palpébral inférieur est effacé. Quand on examine l'intérieur de la bouche de la malade, on constate que la tumeur fait saillie du côté du sinus maxillaire qui est certainement le siège de cette affection.

La malade ne ressent aucune douleur, à peine quelques élancements de loin en loin.

24 juin. *Opération.* — La malade est soumise à l'anesthésie chloro-
formique. M. Péan fait une incision sur la partie médiane de la lèvre supérieure, fend également le nez jusqu'au sommet de cet organe et, après avoir rejeté de côté tout ce lambeau facial, procède
à l'ablation de la tumeur par morcellement. Le sinus maxillaire
est le siège d'une tumeur limitée de nature sarcomateuse. Le
maxillaire supérieur est largement enlevé, et tous les points sus-
pects sont également abrasés. Quelques artères faciales profondes
sont maintenues par des pinces hémostatiques.

Réunion de la plaie par des sutures métalliques.

Pansement de Lister.

Une éponge est laissée dans la bouche pour faire de la compression, en même temps que cinq ou six pinces profondément appliquées.

25 juin. On retire les pinces. La malade a passé une bonne nuit.
T. M. = 37°; T. S. = 37,2. L'éponge est retirée, et des lavages sont
faits dans la bouche et sur la plaie avec de l'*eau oxygénée*. La
malade ne se plaint nullement.

Le 26. T. S. = 38,4.

Le 30. T. M. = 38°; T. S. = 38,2.

Continuation du même traitement.

1er juillet. Les sutures métalliques sont enlevées. La cicatrisation
est presque complète sur toute l'étendue de la plaie. T. M. = 37,4;
T. S. = 37,8.

Le 4. T. = 37°. Rien de particulier à signaler dans l'état de notre
malade, l'état présent est très bon. Cicatrisation complète.

Le 15. La malade quitte l'hôpital complètement guérie.

OBSERVATION XI.

Cancroïde de la lèvre inférieure. Ablation avec les ciseaux. Points de
   suture métallique. Pansements avec l'eau oxygénée. Réunion
   rapide.

H... (Louis), 63 ans, meunier, entré à l'hôpital Saint-Louis le
29 juin 1882 au n° 17 de la salle Sainte Marthe.

Pas d'antécédents pathologiques graves, pas d'accidents syphiliti-
ques.

Au mois de janvier dernier, il a vu apparaître à un demi-centimètre de la ligne médiane de la lèvre inférieure un petit bouton qui était le siège d'un prurit excessivement désagréable. Pendant plus de quatre mois ce petit bouton a conservé la grosseur qu'il avait au début, c'est-à-dire celle d'un pois ; puis il s'est mis à augmenter de volume et à devenir douloureux.

Le malade ennuyé le grattait sans cesse et dans le courant de mai, il s'est ulcéré. L'ulcération s'accroît toujours et le malade vient à l'hôpital.

Il fume quinze centimes de tabac par jour dans une pipe en bruyère dont le tuyau a à peine cinq centimètres de longueur.

Etat actuel. — L'ulcération s'étend de la ligne médiane jusqu'à 1 cent. de la commissure gauche, débordant le tégument externe, mais empiétant surtout sur le rebord muqueux. Elle a la largeur d'une pièce de 50 centimes ; ses bords irrégulièrement arrondis sont comme taillés à pic. Le centre et le fond présentent une coloration grisâtre et quelques points rouges, constitués par des bourgeons charnus. La base est indurée et quand on la presse, on voit sourdre au fond de l'ulcération des gouttelettes d'un pus sanieux.

Rien dans les ganglions sous-maxillaires.

Le 2 juillet. Le malade étant endormi, on fait avec deux pinces l'hémostasie préventive, puis on enlève largement la partie ulcérée avec des ciseaux.

Réunion des bords de l'incision au moyen de quatre points de suture métallique. Pansement avec l'*eau oxygénée*.

Le 10. On enlève les points de suture.

Le 16. Cicatrisation complète. Sortie.

OBSERVATION XII.

Plaie de la région externe du coude. Lymphangite. Pansements
à l'eau oxygénée. Guérison.

G... (Louis), 29 ans, cuisinier, entre le 9 juin 1882 au n° 1 de la salle Saint-Augustin.

Homme d'une bonne constitution. Pas d'autres maladies qu'une blennorrhagie.

La veille, il a reçu un coup de couteau au-dessus et un peu en arrière de l'épitrochlée (bras gauche). La lame de l'instrument, au dire du malade, n'avait pas plus de 4 centimètres de longueur ; la lame était souillée par le jus de légumes verts.

La blessure a peu saigné et l'on a simplement entouré le coude de linges. Souffrant peu, le malade continue à travailler jusqu'à la fin de la journée.

Vers dix heures du soir, il est pris de frissons et pendant toute la nuit il a un peu de fièvre et remarque en se levant que tout l'avant-bras et le tiers inférieur du bras sont très gonflés. Les douleurs sont aussi très vives et les mouvements articulaires difficiles augmentent les douleurs.

A son entrée, on constate une tuméfaction considérable de tout l'avant-bras et de la moitié inférieure du bras. La peau a une teinte rougeâtre ; sa température est plus élevée ; le membre est très douloureux. Léger état fébrile.

Un peu au-dessus et en arrière de l'épitrochlée, petite plaie d'un centimètre de large et dont le trajet se dirige vers l'articulation qui semble atteinte.

On pratique l'occlusion avec de la baudruche collodionnée et l'on fait des badigeonnages sur tout le membre avec· de l'éther camphré pour combattre la lymphangite, puis le membre étant maintenu immobile au moyen d'une gouttière plâtrée, on applique des compresses d'*eau oxygénée* par-dessus la plaie.

Le lendemain, on constate que le gonflement n'a pas augmenté et que le malade souffre moins ; mais il a encore eu de la fièvre le soir et jusqu'à une heure avancée de la nuit. P. = 102 ; T. A. = 37,8.

Le 12 juin. La teinte rouge de la peau est moins prononcée. Plus de fièvre ; peu de douleurs. Gonflement à peu près le même.

Le 15. Le gonflement est très diminué.

Le 17. Tuméfaction presque complètement disparue. On enlève la gouttière plâtrée ; pas de gonflement au niveau de l'articulation, absence de douleurs.

Le 20. Plus trace de gonflement ni de rougeur.

Le 22. Le malade sort guéri.

Observation XIII.

Plaies sur différentes parties du corps à la suite d'une explosion de gaz
Section de l'artère temporale. Ligature, Pansement des plaies avec
l'eau oxygénée. Guérison.

M... (Edmond), 17 ans, employé, entre le 12 juillet 1882 au
n° 5 de la salle Saint-Augustin.

A la suite de l'explosion de gaz, rue François-Miron, on le trans-
porte dans le service et l'on constate sur différentes parties du
corps un grand nombre de plaies dont nous noterons les plus importantes qui siègent à la tête et à la face et une au bras gauche.

L'une d'elles siège au niveau de la région temporale droite et
mesure plus de 4 centimètres. Le crâne est dénudé et l'artère temporale est divisée. Malgré quelques difficultés, résultant du mâ-
chonnement des bords de la plaie, on peut en faire la ligature.

Une seconde occupant la région parotidienne s'étend du bord
supérieur de l'arcade zygomatique à l'angle de la mâchoire ; la
peau a été relevée pour ainsi dire et la glande parotide se trouve
à découvert.

Le long du bord inférieur de la mâchoire, toujours du côté droit,
autre plaie linéaire de 4 centimètres de longueur et au fond de laquelle on aperçoit un ganglion.

Au menton, petite plaie n'intéressant que très légèrement la
peau.

Au niveau de la région mastoïdienne, plaie de 2 centimètres intéressant toutes les parties molles.

A la nuque, à la paupière supérieure droite, au sourcil, plaies
insignifiantes.

A la partie antérieure et moyenne du bras gauche, large plaie de
5 centimètres de longueur, ayant mis à nu les fibres du biceps.

Le malade, en proie à une grande frayeur, répond difficilement
aux questions qu'on lui pose. Il n'a pas perdu connaissance.

Pansement de toutes les plaies avec l'*eau oxygénée*. Guérison
rapide.

Le 14 août. Sortie.

II. — Abcès. Cavités kystiques.

OBSERVATION XIV.

Abcès du mollet droit consécutif à un épanchement sanguin. Drainage. Lavages à l'eau phéniquée, puis pansement avec l'eau oxygénée. Guérison.

R... (Théodore), 56 ans, maréchal, entre le 15 mai 1882 au n° 75 de la salle Saint-Augustin.

Il dit n'avoir pas fait de chute ni reçu de coups, et attribue à une longue course qu'il a faite il y a cinq jours la douleur qu'il a ressentie dans la partie postérieure de la jambe droite.

Le lendemain les douleurs se sont accentuées, puis est apparu un gonflement qui en quinze heures a occupé tout le mollet droit. Le malade garde le lit et applique des cataplasmes.

Hier, quatrième jour après les premières douleurs et troisième après l'apparition du gonflement, il se produit spontanément au défaut du mollet une ouverture d'où s'échappe une grande quantité de sang noirâtre mélangé avec un peu de pus. Souffrant beaucoup et pouvant difficilement continuer à se soigner chez lui, ce malade entre à l'hôpital.

Etat actuel. — Gonflement considérable partant de l'interligne articulaire et descendant à 14 centimètres au-dessous. Le pus a fusé sous la peau et il s'est produit un décollement des téguments de la partie charnue des jumeaux.

Le malade a un peu de fièvre, souffre beaucoup et la pression augmente les douleurs.

Drainage. Lavage avec l'eau phéniquée à 1/40°.

18 mai. Il s'écoule par le tube une grande quantité de pus ; le malade se trouve mieux ; il n'a pas de fièvre ; en un mot l'état général est satisfaisant.

10 juin. Le pus s'écoule toujours en quantité notable. On continue les lavages avec l'eau phéniquée.

20 juin. Voyant que l'écoulement du pus est toujours presque aussi abondant, on remplace l'eau phéniquée par l'*eau oxygénée*

Pendant trois jours, pas d'amélioration, mais à partir du 25 juin, la quantité de pus devient moindre.

Le 28. A 3 centimètres du creux poplité, on fait une contre-ouverture pour faire ressortir le drain afin de permettre des lavages plus complets.

Le pus diminue de jour en jour et le 3 août, la guérison est complète.

Le 4. Sortie.

OBSERVATION XV.

Abcès profond de la paume de la main. Bains locaux. Cataplasmes enduits d'onguent mercuriel. Incision. Pansements à l'eau oxygénée. Guérison.

V... (Henri), 29 ans, menuisier, entre à l'hôpital Saint-Louis, le 18 mai 1882, salle Sainte-Marthe, lit n° 5.

L'affection a commencé par un durillon attribué par le malade à la pression d'un rabot. Ayant continué à travailler, il s'en est suivi une inflammation qui a envahi le tissu cellulaire sous-cutané, et a fini par gagner les couches profondes.

Entré à l'hôpital, le malade nous dit qu'il éprouve des douleurs très vives dans la paume de la main, et quand il fléchit un peu les doigts il souffre davantage encore.

Ii y a de la fièvre, une céphalalgie intense, de l'insomnie, de l'inappétence.

La main, les doigts à la face palmaire sont le siège d'un gonflement énorme, la peau est violacée, tendue, la pression est douloureuse. Fluctuation des plus manifestes en certains points. L'inflammation est bien limitée à la main.

Maniluves. Cataplasmes enduits d'onguent napolitain. Purgatifs.

27 mai. Incision. Issue de pus phlegmoneux. Drainage. Pansement et injection avec l'*eau oxygénée.*

Le 28. Le malade souffre moins, il s'est trouvé bien soulagé. Même traitement.

Le 30. Suppuration très abondante.

1er juin. Le malade n'a plus de fièvre, il commence à manger ; mais il souffre beaucoup de sa main. Le pus est toujours abondant. Même traitement.

Le 7. Le pus est en moins grande quantité. La main est toujours douloureuse.

Le 9. Mieux sensible.

A partir de ce moment, la suppuration et les douleurs diminuent et la guérison est complète le 21.

Le 22. Sortie.

OBSERVATION XVI.

**Abcès par congestion de la région lombaire. Drainage. Lavage
avec l'eau oxygénée. Guérison.**

P..., (Étienne), 21 ans, employé de commerce, entre le 30 mai 1882 au n° 3 de la salle Saint-Augustin.

Rien dans les antécédents de famille, pas de trace de scrofule. Une scarlatine à l'âge de 9 ans. Pas de maladies vénériennes avouées. État général bon.

Il y a un an, sans cause connue, il a ressenti dans la colonne lombaire et dans la fesse droite une douleur qui, la nuit, était beaucoup plus forte. Jusque dans les premiers jours de ce mois, ne voyant rien d'apparent, il ne s'en préoccupa pas ; mais il y a quinze jours, il a senti à droite de la région lombaire une grosseur indolente et comparable comme volume à une noix.

Voyant que cette tumeur augmente et devient douloureuse, il entre à l'hôpital.

État actuel. — Au niveau de l'épine iliaque postérieure droite, immédiatement au-dessus de l'articulation sacro-iliaque, on constate la présence d'une tumeur du volume d'un petit œuf de poule. La peau à sa surface a conservé sa couleur, sa souplesse, sa mobilité, sa température.

La tumeur est le siège d'élancements pénibles ; la pression des vêtements et de la main qui explore est douloureuse.

La fluctuation est des plus nettes, et quand on applique la main sur la tumeur et que l'on fait tousser le malade, on a la sensation d'un choc.

Quand on presse les vertèbres lombaires, le malade n'accuse aucune douleur, mais lorsqu'on appuie fortement au-dessous de la tumeur, c'est-à-dire au niveau de l'épine iliaque postérieure, on occasionne une douleur très vive.

Rien du côté des membres inférieurs, ni des régions inguinales.

L'examen de la poitrine ne révèle rien d'anormal.

Le 1er juin. Ponction de la tumeur avec un trocart de petit calibre. Issue d'un pus grumeleux.

Le 5. La tumeur s'est reproduite. On fait à la partie déclive une ouverture, puis une contre-ouverture et l'on établit un tube à drainage. Injections avec l'*eau oxygénée*.

Le 2 août. Guérison complète.

OBSERVATION XVII.

Hygroma aigu du genou. Ponction. Drain. Lavages à l'eau oxygénée. Guérison.

G... (Arthur), 31 ans, tonnelier, entre à l'hôpital Saint-Louis le 28 mai 1882.

Il a fait, il y a trois semaines, une chute sur le genou. Depuis il s'est formé en avant de la rotule, une tumeur qui a évolué progressivement et qui aujourd'hui atteint le volume d'un œuf de poule.

Cette tumeur n'est pas douloureuse, mais quand le malade a beaucoup marché, il éprouve des fourmillements insupportables, qui descendent, dit-il, jusque dans le pied. La tumeur est molle, peu fluctuante, uniforme, indolente à la pression. La peau à la surface est libre ; elle présente une coloration rouge ; sa température est plus élevée que celle des parties environnantes.

Ponction et contre-ponction avec un trocart. Écoulement d'un liquide séro-sanguin. Passage d'un drain. Lavages avec l'*eau oxygénée*.

Le 21 juin. Guérison.

Le 23. Sortie.

OBSERVATION XVIII.

Adénite suppurée du cou. Ponction. Tube à drainage. Lavages avec l'eau oxygénée. Guérison.

R... (Théodule), 20 ans, tourneur, entre à l'hôpital Saint-Louis, le 28 mai 1882, salle Saint-Augustin, lit n° 71.

Sujet pâle, sans trace de scrofule ou de syphilis ; pas de maladies graves : s'enrhume facilement.

L'examen de la poitrine ne présente rien d'anormal.

Au mois d'avril dernier, sans cause connue, il a vu apparaître sur la partie latérale droite du cou une tumeur qui, au début, pouvait avoir le volume d'une noix.

Peu à peu la tumeur a grossi et est devenue le siège d'élancements. Depuis plusieurs jours, la peau est devenue rouge, chaude et les douleurs sont plus vives.

A son entrée, on constate sur la partie latérale droite du cou, au niveau du bord postérieur du muscle sterno-cléido-mastoïdien, une tumeur du volume d'un œuf de poule. La peau à la surface est amincie, rouge, chaude. La pression est douloureuse. Les mouvements du cou exagèrent encore la douleur. Il y a de la fluctuation.

Cataplasmes.

1er juin. Ponction. Écoulement de pus. Tube à drainage. Injections avec l'*eau oxygénée*.

Le 20. Guérison. Sortie.

Observation XIX.

Abcès de l'aisselle. Incision. Drain. Pansements à l'eau oxygénée.
Guérison.

S... (Louis), 43 ans, cordonnier, entre à l'hôpital Saint-Louis le 3 juin 1882, salle Sainte-Marthe, lit n° 11.

Il y a six jours, il a été surmené dans son travail.

Le lendemain il se remit à son ouvrage. Mais, au bout de deux heures, il éprouva une douleur dans l'aisselle, plus violente lorsqu'il levait le bras. Malgré cela il acheva sa journée. Pendant la nuit, la douleur augmenta; légère agitation ; un peu de fièvre.

Le lendemain, impossibilité de travailler, les douleurs sont plus vives ; fièvre, langue saburrale.

Un médecin consulté prescrit des frictions avec de la pommade camphrée.

Pendant trois jours, il suit ce traitement; mais souffrant de plus en plus, il entre à l'hôpital. Nous constatons de la fièvre, de l'inappétence ; la langue est chargée.

Le malade accuse de vives douleurs dans le creux axillaire. En examinant la région, on constate une tumeur du volume d'une pomme d'api. La peau à sa surface est rouge, chaude ; la pression est douloureuse ; fluctuation peu manifeste.

Applications de cataplasmes. Purgatif salin.

Le troisième jour, ouverture de l'abcès avec le bistouri.

On place un tube au fond de la plaie pour permettre l'écoulement du pus et des lavages avec l'*eau oxygénée*.

Le 21 juin. Guérison. Sortie.

OBSERVATION XX.

Abcès de la cuisse. Cataplasmes. Ponction avec un trocart à hydrocèle.
Drainage. Injections avec l'eau oxygénée. Guérison.

G... (Louis), 40 ans, tonnelier, entre le 11 juin 1882 au n° 8 de la salle Sainte-Marthe.

Il y a un mois environ, un tonneau s'est abattu sur sa cuisse droite ; pendant quelques heures, il éprouva une douleur au niveau de la partie contuse, mais le soir même il n'y pensait plus.

Il y a huit jours, après avoir travaillé une partie de la matinée accroupi, il sentit en se relevant une violente douleur un peu au-dessous de la partie moyenne et interne de la cuisse.

Cette douleur ayant augmenté, il examina le lendemain la partie qui le faisait souffrir et remarqua que la cuisse à ce niveau était beaucoup plus grosse que la gauche. Finalement, la marche étant à peu près impossible, il entre à l'hôpital.

Sur la face interne de la cuisse, un peu au-dessous de la partie moyenne existe une tumeur du volume d'une grosse orange, irrégulièrement ovoïde, se déplaçant quand on incline le malade à droite ou à gauche. La peau a conservé à sa surface sa couleur et sa température normales, la pression est douloureuse. Fluctuation des plus manifestes. Si l'on met le malade debout, la tumeur se déplace encore, descend et devient sphérique. Etat général satisfaisant. Cataplasmes.

Ponction avec le trocart à hydrocèle, deux jours après l'entrée. Issue d'un liquide purulent, verdâtre, non fétide. La quantité du liquide peut être évaluée à 125 grammes. Tube à drainage. Lavages avec l'*eau oxygénée*.

5 juillet. Guérison.
Le 7. Sortie.

OBSERVATION XXI.

(Communiquée par M. le Dr Brochin).

Tumeur blanche suppurée du genou. Ouverture de l'abcès. Pansements
et lavages à l'eau oxygénée. Guérison.

Mme X..., 40 ans. Tumeur blanche suppurée du genou droit.
Le 7 juin 1882, avec l'assistance du Dr Brochin, M. Péan
pratique l'ouverture de l'abcès, drainage et application d'une
gouttière métallique garnie de coussins imperméables.

Pendant quelques jours, pansements phéniqués. Résultats peu
favorables, le genou continuant à augmenter de volume et à être
très douloureux. Ecoulement d'un pus séro-sanguinolent un peu
fétide.

Tous ces désordres disparaissent à partir du jour où les pansements phéniqués sont remplacés par les applications et les lavages
d'*eau oxygénée*. En même temps que le genou est devenu moins
douleureux, le pus est devenu crémeux, moins abondant et sans
odeur. La fièvre est tombée.

Trois semaines après, grande amélioration. L'état de la malade
est aussi satifaisant que possible.

OBSERVATION XXII.

(Communiquée par M. le Dr Brochin).

Abcès périnéphrétique, ouverture, lavages et pansements avec l'eau
oxygénée ; Guérison.

M. B..., 24, quai Jemmapes, âgé de 21 ans, d'une santé délicate,
mais sans aucune diathèse, a été atteint il y a six mois d'accidents
d'étranglement interne très graves qui disparurent progressivement et reparurent à plusieurs reprises sans laisser d'autres traces
qu'un gonflement douloureux du flanc droit. Vers le milieu du
mois de juin, il fut pris, sans cause appréciable, de fièvre, de frissons le soir, d'un malaise général. A partir de ce moment le malade
s'affaiblit et maigrit très rapidement. Le 26 juin, M. Péan, appelé en

consultation par le Dr Mouton, reconnaît un phlegmon périnéphrétique suppuré, caractérisé par un peu d'œdème sous-cutané de la région lombaire et par une fluctuation sous-musculaire perçue en plaçant une main en avant et l'autre en arrière du rein droit. Ce phlegmon envoyait un prolongement dans la fosse iliaque, en arrière du cæcum et donnait lieu à un gargouillement que l'on percevait seulement par la palpation. Toute la partie tuméfiée était douloureuse. Il n'y avait jamais eu de pus dans les selles; mais en raison d'une douleur persistante à la base du poumon droit, il y avait lieu de craindre que l'abcès se fût propagé jusqu'au diaphragme.

Le 30 juin, assisté de MM. les Drs Mouton et Brochin, le malade étant anesthésié, M. Péan fit une profonde incision, d'un seul coup de bistouri, le long du bord externe du carré lombaire, à travers la peau et les muscles, jusqu'à l'abcès, sur une longueur allant de la crête iliaque à la dernière fausse côte. Cette longue incision était rendue nécessaire par l'étendue du prolongement que l'on sentait au palper abdominal. Elle permit d'inciser largement la paroi postérieure du foyer et de donner immédiatement issue à plusieurs verres d'un pus fétide, crémeux et mélangé de sang. Celui-ci provenait de la section de trois artérioles qui furent aussitôt saisies à l'aide de trois pinces hémostatiques laissées à demeure pendant 24 heures. A travers les lèvres de cette incision, on reconnaît, l'aide de la vue et du doigt introduit doucement dans la cavité, que le foyer est tapissé par une membrane granuleuse et qu'il était traversé par des brides vasculaires, friables, que M. Péan évite de rompre. L'introduction du doigt dans ce foyer permit également de constater que non seulement cet abcès chaud baignait la face postérieure du rein et du cæcum mais encore qu'il remontait jusqu'au niveau du diaphragme.

Les pansements furent faits avec des compresses de tarlatane imbibées d'*eau oxygénée* qui firent immédiatement cesser la mauvaise odeur ; par dessus, bandage ouaté compressif. La guérison fut obtenue er très peu de temps.

Observation XXIII.

Abcès de la région inguinale. Ponction. Drainage. Lavages à l'eau
oxygénée. Cataplasmes. Guérison.

V... (Auguste), âgé de 52 ans, homme de peine, entre à l'hôpital Saint-Louis le 20 juin 1882, salle Sainte Marthe, n° 3.

Il a vu apparaître, sans cause connue, dans la région inguinale
droite, une tumeur qui dès le début a été très douloureuse. Aujourd'hui il a perdu le sommeil, l'appétit, ne peut marcher et par
suite se livrer à ses occupations.

C'est un homme bien portant qui nie tout antécédent syphilitique.

Nous trouvons, occupant la région inguinale droite, une tumeur
ovoïde de la grosseur d'une moitié d'œuf de dinde, dont la grosse
extrémité est dirigée en dedans, et bien limitée supérieurement
au pli inguinal. A la surface, la peau est rouge, luisante, amincie
à la partie centrale. On constate une élévation de température
qui n'est pas seulement limitée à la tumeur, mais qui dépasse
son pourtour sur une étendue de deux bons travers de doigts. La
tumeur est manifestement fluctuante au centre, sa base est œdé-
mateuse. Pas de trace de chancre du côté des organes génitaux,
rien non plus du côté de la jambe.

La langue est sale, peu d'appétit, insomnie, léger état fébrile,
P = 110.

Cataplasmes. Deux verres d'eau de Sedlitz.

21 juin. Le malade souffre beaucoup, ni sommeil, ni appétit.

M. Péan fait une ponction et une contre-ponction avec un trocart et passe un tube à drainage. Écoulement de pus, mélangé de
san.

Lavage avec l'*eau oxygénée*. Cataplasmes.

Le 22, le malade a mieux dormi, il est très soulagé.

Le 24. Bon état général ; la tumeur se vide bien.

13 juillet. Guérison. Sortie.

Observation XXIV.

Adénite cervicale. Incision. Tube à drainage. Lavages à l'eau oxygénée. Guérison.

R... (Joseph), 23 ans, garçon de restaurant, entre le 2 juillet 1882, au n° 75 de la salle Saint-Augustin.

Gourme dans son enfance ; il n'est pas robuste, mais il n'accuse aucun antécédent pathologiqu; depuis l'âge de six ans.

Il n'y a rien du côté des organes thoraciques.

Au commencement du mois de juin, il a remarqué, à la partie latérale droite du cou, une tumeur qui a évolué graduellement et atteint aujourd'hui le volume d'une moitié d'œuf de poule.

Au début, il ne souffrait pas ou à peine, mais depuis dix jours, des douleurs excessivement vives et presque continues lui ont enlevé l'appétit et le sommeil.

Entré à l'hôpital, nous voyons à la partie latérale droite du cou, à quelques millimètres du bord antérieur du muscle sterno-mastoïdien, une tumeur du volume d'une moitié d'œuf. La peau à la surface est rougeâtre, amincie et luisante.

Au toucher, la peau est chaude, mobile sur la tumeur. Celle-ci est mobile sur les parties profondes, fluctuante à son centre, quelque peu indurée à son pourtour.

La pression et les mouvements du cou augmentent la douleur.

Cataplasmes. Le soir : pilule d'opium à 0,05 centig.

5 juillet. Ponction. Issue d'une notable quantité de pus. Drain. Lavages avec l'*eau oxygénée*.

Le 21. Guérison. Sortie.

Observation XXV.

Adénite sous-maxillaire. Cataplasmes. Ouverture spontanée de l'abcès. Lavages avec l'eau oxygénée. Guérison.

S... (Jean-Baptiste), 31 ans, entre le 5 juillet 1882, au n° 11 de la salle Sainte-Marthe.

Il a de très mauvaises dents ; les molaires du côté gauche sont toutes cariées, les grosses du côté droit le sont également. Depuis une quinzaine de jours, il a beaucoup souffert de maux de dents et c'est à la suite qu'il a vu se développer au-dessous de la branche horizontale du maxillaire une tumeur qui atteint aujourd'hui le volume d'une prune de moyenne grosseur.

Entré dans le service, nous voyons, au niveau du bord inférieur de la mâchoire, s'étendant de la symphyse du menton à l'angle du maxillaire, une tumeur ovoïde, dont la grosse extrémité, tournée en arrière et en dehors, déborde l'angle du maxillaire d'un centimètre.

La peau à la surface est rouge et lisse, mais semble peu amincie; elle n'adhère dans aucune de ses parties avec la tumeur. Fluctuation très nette au centre. Pression douloureuse.

Cataplasmes. Huile de foie de morue. Sirop de fer.

Le quatrième jour l'abcès s'ouvre spontanément et un pus très fétide s'écoule par l'ouverture. On introduit un tube dans la poche de l'abcès et l'on fait des lavages avec l'*eau oxygénée*.

Le 24 juillet, la guérison est presque complète.

Le 26. Sortie.

OBSERVATION XXVI.

Grenouillette. Séton. Lavages avec l'eau oxygénée. Guérison.

N… (Henri), 16 ans, apprenti horloger, entre le 10 juillet 1882, au n° 79 de la salle Saint-Augustin.

Enfant d'un tempérament lymphatique ; sa mère est morte de phthisie pulmonaire; son père est bien portant, il a une jeune sœur de 14 ans, bien portante aussi.

Rien dans les organes thoraciques.

Il y a près de deux mois, il a vu se développer, à gauche du frein de la langue, une tumeur qui pouvait avoir le volume d'un pois quand il s'en aperçut. Elle a grossi rapidement et atteint aujourd'hui le volume d'une grosse noisette. Elle ne le fait pas souffrir, mais le gêne beaucoup pour manger et pour parler.

En examinant la cavité buccale, nous apercevons, sous la langue, à gauche du frein, une tumeur du volume d'une noisette, qui repousse un peu en haut la pointe de la langue. La muqueuse qui recouvre la tumeur est amincie et a une coloration violette ; quelques veinules dilatées la parcourent en divers sens. Au toucher la tumeur est fluctuante, légèrement douloureuse.

Larrivé,4

Le canal de Warthon n'est pas obstrué.

Le 14, avec une aiguille courbe, nous passons, au travers de la tumeur, un gros fil en caoutchouc.

Écoulement d'un liquide blanc, huileux.

On fait deux fois par jour, avec une petite seringue à canule très fine, des injections avec l'*eau oxygénée*.

Le 19, guérison presque complète. Sortie.

Le 27, le malade revient, on enlève le séton. Guérison.

III. — Catarrhe de la vessie.

OBSERVATION XXVII.

(Communiquée par M. le Dr Baldy).

Catarrhe vésical. Injections dans la vessie d'eau oxygénée.
Guérison (1).

M. T..., 40, rue de Passy, 60 ans. Catarrhe de la vessie datant de huit mois. Urines fétides, laissant déposer dans le fond du vase beaucoup de muco-pus. Écoulement de l'urine difficile et douloureux. Envies fréquentes.

Appelé le 20 mars, M. Baldy mit le malade à un régime très sévère et lui administra au moyen d'une sonde en gomme une injection avec de l'*eau oxygénée* neutre à un volume et demi (200 grammes).

Une injection fut faite tous les matins pendant une douzaine de ours et le malade put partir pour le département de l'Aisne, son pays, au bout d'ue quinzaine jours.

L'odeur ammoniacale, le muco-pus, les difficultés d'uriner avaient disparu.

Ce malade, dont on a eu des nouvelles récentes, continue à bien se porter grâce au régime sévère qu'il suit.

(1) V. Bulletin général de thérapeutique médicale et chirurgicale, 15 août 1882. Du traitement de la cystite purulente par les lavages d'eau oxygénée, par le Dr A. Fabre.

IV. — Diphthérie.

OBSERVATION XXVIII.

(Communiquée par M. le Dr Baldy).

Diphthérie. Badigeonnages des plaques diphthéritiques avec l'eau
oxygénée. Guérison.

M. A..., rue Boursault, 57 ; 50 ans. Le 25 juillet, cet homme qui, depuis trente-six heures, se plaignait d'avoir mal à la gorge et avait la voix rauque, fait appeler M. Baldy, qui constate que tout le voile du palais est tapissé de fausses membranes résistantes. Les ganglions du cou sont pris ; fièvre modérée.

Badigeonnages avec un pinceau-éponge imbibé d'*eau oxygénée* à dix volumes. Légère douleur.

Les badigeonnages sont renouvelés plusieurs fois dans la soirée et la nuit.

Le matin du 26, quelques fausses membranes étaient détachées, laissant à leur place une surface très rouge.

Continuation des badigeonnages (3 dans les 24 heures).

Le 28. Le voile du palais et le pharynx sont débarrassés des fausses membranes. Surface toujours rouge, la langue elle-même est un peu enflammée. On se sert de l'eau oxygénée à trois volumes.

Le 30. On suspend le traitement pour employer les émollients et le malade peut, au bout de quelques jours, reprendre ses occupations.

OBSERVATION XXIX.

Abcès sous-massétérin. Incision. Diphthérie. Injections dans la bouche
d'eau oxygénée. Guérison.

Le vicomte A..., 20 ans, maréchal des logis, ressent des malaises depuis quelques jours. Mal de gorge intense. Il obtient de ses chefs militaires l'autorisation de rentrer chez lui, et fait appeler le 1er août, M. Péan, qui constate une angine couenneuse avec un bubon diphthéritique énorme à gauche. De plus, au côté droit de la mâchoire, on remarque un gonflement considérable, avec points fluctuants près de l'angle du maxillaire. La fluctuation est profonde.

A l'examen de la bouche et de la gorge, on voit que les amygdales sont recouvertes de fausses membranes que l'on rencontre également sous la langue. De plus, on voit que les deux dernières molaires droites sont profondément cariées. M. Péan pense que cet état a produit l'abcès sous-périostique qui existe de ce côté.

Un traitement énergique est immédiatement institué. Ouverture de l'abcès près de l'angle du maxillaire, donnant issue à une grande quantité de pus. Un drain est maintenu dans l'orifice. Cataplasmes. Toutes les deux heures, injections dans la bouche et sur les fausses membranes qui tapissent les amygdales avec une solution composée de moitié d'*eau oxygénée* à douze volumes et moitié d'eau.

Dès le lendemain soir, les fausses membranes ont complètement disparu, sauf une très petite qui existe encore sous la langue et ne se détache que le second jour. Le gonflement ganglionnaire a subi une marche régressive, constante et rapide. En somme, la guérison de l'abcès sous-massétérin et des accidents diphthéritiques s'est effectuée très vite, et le malade aurait pu sortir dès le septième ou huitième jour, si, par le fait d'une imprudence, il n'avait contracté une pneumonie qui le força à garder plus longtemps la chambre.

V. — Ophthalmie purulente.

Observation XXX.

Ophthalmie purulente. Lavages à l'eau oxygénée, puis applications sur les yeux de compresses trempées dans l'eau oxygénée. Guérison.

A... (Marie), 20 ans, domestique, entre le 7 août 1882, au n° 65 de la salle Sainte-Marthe.

A toujours été bien portante et n'a jamais eu mal aux yeux.

Il y a quelques semaines, a contracté une vaginite qui existe encore.

Le 25 juillet, elle a éprouvé un sentiment de cuisson dans les yeux et le lendemain elle remarquait qu'ils étaient rouges et larmoyants.

Peu à peu, les douleurs sont devenues de plus en plus vives, les paupières se sont gonflées, du pus s'est formé, et finalement c'est avec grand'peine qu'elle peut entr'ouvrir les paupières.

A son entrée à l'hôpital, nous la trouvons dans l'état suivant :

Œil gauche complètement fermé, paupières rouges et très gonflées, au niveau de l'ouverture palpébrale, pus verdâtre dans lequel baignent les cils dont plusieurs sont réunis par ce pus desséché.

En écartant les paupières, le pus s'écoule en grande quantité. Photo phobie très grande. Iris contracté.

Du côté de l'œil droit, les symptômes sont moins accusés. Les paupières sont quelque peu entr'ouvertes, moins œdématiées, le pus est aussi moins abondant.

Les organes génitaux sont le siège d'une sécrétion verdâtre ; les grandes lèvres sont énormément tuméfiées. Érythème. (La malade est excessivement sale.)

On commence par laver les paupières avec de l'*eau oxygénée* ; puis on les écarte de manière à pouvoir lancer un jet de cette même eau.

Enfin, on applique sur les yeux des compresses imbibées d'eau oxygénée.

Les lavages sont faits trois fois par jour.

Injections dans le vagin avec l'eau oxygénée.

Le 10 août. Grande amélioration du côté de l'œil droit. Le gonflement des paupières a, en effet, presque totalement disparu ; la malade peut les ouvrir facilement; très peu de pus. Peu de douleurs.

L'œil gauche est à peu près dans le même état sauf l'écoulement du pus qui est un peu moindre. Photophobie toujours très grande.

Le 12. Mieux sensible. Même traitement local.

Le 13. Plus de pus à droite ; la conjonctive est beaucoup moins rouge, la pupille est normale. La malade ne souffre plus et supporte plus facilement la lumière.

A gauche : la suppuration est moins considérable. Le gonflement des paupières a disparu ; chémosis peu marqué; photophobie moindre.

Toujours même traitement.

Le 17. Plus d'écoulement de pus. Les yeux sont encore rouges, mais la malade souffre à peine, et elle voit parfaitement, seulement il existe toujours un peu de photophobie.

Le 21. Plus de photophobie ; guérison presque complète. On prescrit un bandeau flottant.

Le 30. Ophthalmie et vaginite sont guéries. Sortie.

VI. — Plaies anciennes. Ulcères variqueux et syphilitiques.

OBSERVATION XXXI.

(Communiquée par M. le Dr Baldy).

Ulcère variqueux datant de sept mois. Pansements à l'eau oxygénée. Guérison.

Mme B..., rue Tocqueville, 80.

Ulcère variqueux situé à la partie inférieure et interne de la jambe gauche, remontant à sept mois.

Appelé vers le 20 janvier 1882, M. Baldy fit immédiatement laver cet ulcère avec de l'*eau oxygénée* à six volumes. Pansements matin et soir avec de la charpie imbibée de cette eau, ouate par-dessus et toile gommée recouvrant la ouate.

Le bougeonnement se fit très rapidement et dès le douzième jour on fut obligé de toucher les bourgeons avec le nitrate d'argent ; dès ce moment l'eau oxygénée fut mise à cinq volumes. La guérison était obtenue le vingt-deuxième jour.

OBSERVATION XXXII.

(Communiquée par M. le Dr Baldy).

Plaie ancienne. Sphacèle. Applications d'eau oxygénée. Guérison.

Mme C..., rue Boursault, 97 ; 45 ans. Plaie sphacélée de la partie inférieure et externe de la jambe gauche résultant d'une plaie contuse remontant à une quinzaine de jours.

Appelé auprès de cette malade, M. Baldy prescrit des lotions matin et soir avec *l'eau oxygénée* à cinq volumes, compresses imbibées de cette eau, ouate et toile gommée par-dessus.

Dès le cinquième jour la partie sphacélée était éliminée. On réduisit alors la force de l'eau à deux volumes et demi d'oxygène. La guérison était obtenue le quinzième jour.

OBSERVATION XXXIII.

Ulcères variqueux de la jambe gauche. Pansements à l'eau
oxygénée. Guérison.

L... (J.-B.), 63 ans, journalier, entre le 9 juin 1882 au n° 6 de la salle Saint-Augustin.

Pas de maladies antérieures, pas de trace de syphilis; bonne constitution, mais depuis l'âge de 20 ans, il porte au membre inférieur gauche des varices qui l'empêchent de faire de longues marches. Comme son métier l'oblige à être constamment debout, il s'est formé à plusieurs reprises des ulcérations, qui ont mis plus ou moins de temps à se guérir. C'est ainsi qu'en 1868, il se forme au-dessus de la malléole externe un ulcère qui ne se cicatrise que lentement.

Huit ans plus tard, nouvel ulcère au même endroit et qui n'a jamais été complètement guéri ; l'année suivante, formation d'un autre ulcère à la partie interne et inférieure de la jambe.

Il y a deux ans, il entre à Saint-Louis dans un service de médecine, pour un ulcère développé également à la partie interne de la jambe, mais un peu plus haut que le précédent, au niveau de la partie moyenne.

Il est traité par les cataplasmes et une pommade dont il ne se rappelle pas le nom et sort guéri.

Etat actuel. — A la face interne de la jambe gauche, à 5 centimètres de la malléole interne et un peu en arrière existe une ulcération de 9 centimètres de haut sur 3 centimètres de large. Cette ulcération s'est produite depuis trois mois.

Une seconde ulcération qui date déjà de longtemps siège au-dessus de la malléole externe. Elle a 5 à 6 centimètres de hauteur sur 3 de largeur. Elle est serpigineuse, à bords calleux, à fond grisâtre et sanieux. Toute la peau de la jambe est rouge, lisse, scléreuse et très épaissie.

Sur toute la partie interne et postérieure de la jambe, et à la partie inférieure de la cuisse, on remarque de gros cordons variqueux.

Le troisième jour après son entrée, on commence à panser les plaies avec l'*eau oxygénée*, et l'on prescrit le repos absolu au lit. Dès le cinquième jour du traitement, on peut constater une notable amélioration. Les ulcères ont diminué un peu d'étendue, les bords qui étaient calleux, se sont affaissés et la surface de la plaie qui a un très bel aspect se couvre de bourgeons charnus.

Le 20 juin. La cicatrisation s'étend rapidement et l'ulcération que l'on a constatée à la face externe de la jambe est presque cicatrisée.

Le 26. L'ulcère situé à la partie externe est guéri. L'autre ulcère est en voie de cicatrisation. Les îlots épidermiques sont de plus en plus nombreux. Toujours même traitement et repos.

Le 15 juillet. Cicatrisation complète.

Le 16. Sortie. Le malade portera un bas élastique.

OBSERVATION XXXIV.

Ulcères variqueux. Hypertrophie papillaire (?). Guérison rapide.

Y... (François), 65 ans, cocher, entre le 22 novembre 1882, salle Saint-Augustin, n° 5. Il porte sur la jambe gauche, au tiers inférieur, depuis plus de six mois, une ulcération qui s'est étendue promptement, qui, aujourd'hui fait presque complètement le tour de la jambe, sauf à la partie postérieure où il existe encore un peu de peau saine de 3 centimètres de large. L'ulcération ne guérissant pas, malgré différents traitements essayés en ville, le malade se décide à entrer à l'hôpital.

A son entrée, outre l'ulcération, nous constatons l'existence d'une hypertrophie papillaire (?) de couleur gris noirâtre, ayant 1 centimètre d'épaisseur, siégeant tout autour de la perte de substance et remontant à quatre travers de doigts au-dessous du genou.

On institue immédiatement des pansements avec l'*eau oxygénée*, d'emblée à six volumes. Les jours suivants on augmente progressivement la dose jusqu'à douze volumes. Au bout de cinq jours, les productions papillaires commencent à se détacher, laissant à leur place du tissu de cicatrice parfaitement normal. En même temps, l'ulcération diminue rapidement ; on cautérise tous les matins les bourgeons avec le nitrate d'argent, et le 25 décembre, un mois après l'entrée du malade, la guérison est complète.

OBSERVATION XXXV.

(Communiquée par M. le Dr Baldy).

Plaie contuse ancienne. Pansements avec l'eau oxygénée.
Guérison.

M. A..., rue Cardinet, 116, employé, âgé de 35 ans. Plaie contuse de la partie antérieure de la jambe droite, tiers inférieur, remontant à cinq ou six mois et qui n'avait pas guéri malgré divers traitements.

Appelé au mois de juin, M. Baldy prescrit des lotions deux fois par jour avec *l'eau oxygénée* à six volumes, des compresses imbibées de cette eau à quatre volumes avec ouate et toile gommée.

Vers le huitième jour, on employa l'eau à quatre volumes et le vingtième jour, après avoir modéré le bourgeonnement par quelques cautérisations au nitrate d'argent, la cicatrisation était complète.

OBSERVATION XXXVI.

Plaie contuse de la partie antéro-inférieure de la jambe gauche.
Pansement à l'eau oxygénée. Guérison.

Le nommé M... (Charles), âgé de 20 ans, garçon d'office, entre le 21 juin 1882, salle Sainte-Marthe, n° 1.

Ce malade est absolument nègre. Il est né dans l'Afrique centrale et a habité l'Allemagne depuis l'âge de trois ans.

Bonne santé habituelle. A eu un chancre en Autriche, il y a trois ans ; aucun signe de syphilis depuis cette époque.

Il y a deux mois, en descendant à la cave une pièce de vin, celle-ci roula et vint le frapper à la partie inférieure de la jambe gauche où elle détermina une plaie.

Depuis, la plaie a augmenté sous l'influence de la marche et de la fatigue, si bien que le 21 juin, le malade présente à l'examen l'état suivant :

A un travers de main au-dessus de l'articulation tibio-tarsienne gauche et occupant la partie antérieure de la jambe, existe une plaie ayant 6 centimètres transversalement sur 5 en hauteur. Les bords de la plaie sont assez nettement délimités. Ils ne sont ni décollés ni indurés. Le fond est peu profond, il est recouvert d'une couche jaunâtre peu épaisse, cachant quelques bourgeons durs et peu volumineux. Un peu de douleur à la marche.

Quelques ganglions enflammés au pli de l'aine gauche. Bon état général.

Pansement à l'*eau oxygénée* (4 volumes).

Le 24, la plaie a changé d'aspect ; elle n'est plus recouverte par cet enduit jaune que nous avons mentionné ; le fond est couvert de bourgeons de bonne nature. Les bords commencent à se cicatriser, et l'on voit, tranchant sur le noir de la peau, un liseré blanc de 2 à 3 millimètres, formé par la cicatrice qui se forme rapidement.

Le 30. La cicatrice marche très vite ; la plaie a considérablement diminué.

5 juillet. Depuis deux jours la marche de la cicatrisation semble s'arrêter. Les bourgeons sont un peu pâles. Cautérisation au nitrate d'argent.

Le 10. La cicatrisation marche régulièrement. Cautérisation tous les jours au nitrate d'argent.

Le 23. La plaie est complètement cicatrisée. La cicatrice est blanche dans toute son étendue. Le malade sort ; il peut reprendre son travail.

OBSERVATION XXVXII.

Syphilide ulcéreuse du coude droit. Frictions mercurielles. Iodure de potassium. Pansements à l'eau oxygénée. Guérison.

B... (Augustine), 44 ans, sans profession, entre à l'hôpital Saint-Louis, le 18 octobre 1882, salle Sainte-Marthe, n° 48.

Il y a une dizaine d'années la malade a eu des boutons autour des parties génitales et sur tout le corps. Quelque temps après, elle eut une vive céphalalgie, des boutons dans la bouche et

des maux de gorge. Depuis cette époque elle n'a pas eu de maladie sérieuse.

Il y a à peu près deux à trois mois, une grosseur se forme à la
partie supérieure et postérieure de l'avant-bras droit. Au bout d'un
mois, cette grosseur devient douloureuse, rougit, finit par se rompre, et laisse échapper par l'orifice un liquide purulent. Les douleurs se calmèrent alors pendant quelque temps. En même temps
l'orifice s'agrandit et bientôt une ulcération se développa peu à
peu à la place de la tumeur.

Différents traitements furent essayés vainement (cataplasmes,
poudres absorbantes, cérat, etc.). Malgré cela l'ulcération augmente rapidement ; puis des douleurs se produisent de nouveau.
D'abord peu vives, elles s'accentuèrent de plus en plus, si bien
que depuis une quinzaine de jours la malade ne peut plus
dormir.

Amaigrissement, perte de forces, inappétence.

État actuel. — L'ulcération occupe la face externe de la région
du coude droit. Elle a les dimensions de la paume de la main.
Irrégulière, serpigineuse, festonnée ; elle est remarquable par ses
bords épais, comme entourés de nodosités, formés en quelque
sorte par un bourrelet très prononcé. En présence de l'inefficacité
du traitement antérieur, et des antécédents de la malade, on est
autorisé à porter le diagnostic d'ulcération syphilitique. Sur le
reste du corps, on ne trouve aucune trace de syphilis.

Traitement. — Frictions avec l'onguent napolitain pendant dix
minutes tous les jours. Iodure de potassium, 4 grammes par jour.
Pansement à l'*eau oxygénée*.

Sous l'influence de ce traitement, l'affection s'améliora rapidement. Dès le cinquième jour les douleurs avaient disparu, l'ulcération avait un meilleur aspect, l'état général était plus satisfaisant.

Dans les premiers jours de novembre, la malade passe dans le
service de M. Vidal, qui continue le même traitement et elle en
sort bientôt absolument guérie.

Des observations assez nombreuses que nous venons de
mentionner, il ressort d'une façon absolue que l'eau oxygénée a rendu de grands services. Mais est-ce à dire qu'en

employant pour les pansements des solutions phéniquées, nous n'aurions pas obtenu les mêmes résultats ?

Pour les plaies récentes, nous pensons que les choses se seraient passées d'une façon identique, mais lorsqu'il s'agit de plaies anciennes, d'ulcères, l'action de l'eau oxygénée a certainement été remarquable alors que les applications phéniquées auraient été absolument inutiles.

Si le résultat n'a rien laissé à désirer pour les plaies récentes, entre autres pour les plaies chirurgicales, il a certainement été des plus remarquables en ce qui concerne les ulcères atoniques.

On peut voir, à la lecture des observations ayant trait à ces sortes d'affections, que la réparation a été obtenue très rapidement dans tous les cas. L'observation XXXIV est surtout intéressante en ce sens que le malade portait tout autour de l'ulcération qu'il avait sur la jambe gauche, et remontant jusqu'au tiers supérieur de la jambe, une sorte de production papillaire, de couleur gris noirâtre, épaisse de près d'un centimètre, qui disparut au bout de peu de jours sous les applications du pansement qui était fait avec l'eau oxygénée. Malheureusement l'examen histologique ne fut pas fait et nous ne pouvons dire d'une façon certaine en présence de quelle affection (peut-être parasitaire) nous nous trouvions, mais la pièce primitive et le résultat obtenu étaient cependant assez curieux pour que M. Péan ait fait mouler la jambe à ces deux époques et déposer les moules dans le musée de l'hôpital Saint-Louis.

Cette action du bioxyde d'hydrogène sur les ulcères variqueux a été également signalée par tous les praticiens qui ont employé cette méthode de traitement. M. Nicaise, entre autres, en a publié des exemples concluants (V. Gaz.

des hôpitaux, août 82). M. Ollivier en a aussi obtenu d'excellents résultats (communication orale).

On peut voir également (obs. XXVIII et XXIX), que dans la diphthérie, les résultats ont été des plus satisfaisants. Pour ce qui concerne d'une façon spéciale le traitementdes fausses membranes diphthéritiques, on emploie depuis longtemps déjà et non sans succès, soit le phénol, soit le coaltar, soit des solutions phéniquées quelconques. L'eau oxygénée, si elle n'a pas, dans ce cas, une action plus efficace, a du moins ce mérite de ne pas posséder l'odeur désagréable de l'acide phénique et d'être, par conséquent, beaucoup mieux supportée par les malades. Il arrive souvent, en effet, dans les hôpitaux d'enfants, qu'après être parvenu à faire ouvrir la bouche d'un petit malade et à lui faire une injection dans la bouche et dans la gorge, il éprouve une si grande répugnance pour le goût extrêmement désagréable des solutions phéniquées, qu'il est désormais impossible de continuer ce mode de médication. Avec l'eau oxygénée, on n'aura, du moins, à lutter que contre la mauvaise volontè de certains enfants; le plus grand nombre, après une première expérience, se soumettra facilement au traitement (1).

Nous publions un cas (obs. XXX) d'ophthalmie purulente traité avec avantage par l'eau oxygénée. Nous avons obtenu par ce moyen, dans des circonstances aussi graves, un nombre de guérisons trop considérable pour que nous les rapportions ici.

Comme il arrive pour tout médicament nouveau ou que

(1) M. Bouchut emploie maintenant dans son service l'eau oxygénée en injections dans la gorge des enfants atteints de diphthérie.

l'on tire, après un certain temps, de l'obscurité, on a voulu étendre beaucoup les usages du bioxyde d'hydrogène, et si son application dans la vaginite et l'uréthrite, chez la femme (de Sinéty. *Ann. de gyn.*, sept. 1882), dans la blennorrhée chez l'homme, est justifiée par la logique et le succès, il nous semble téméraire de vouloir recommander dès à présent son emploi à l'intérieur, en potion, contre le diabète par exemple ou la phthisie pulmonaire, l'asthme, etc. Evidemment, dans des cas de ce genre, les inhalations d'oxygène ont autrefois été prescrites. Dumas, J.–B. Baumes (de Montpellier), Trousseau, en citent des exemples ; Demarquay et Constantin Paul ont vu ce traitement réussir contre l'asthme ; mais si l'oxygène arrivant par la respiration au contact des globules sanguins peut produire des effets bienfaisants, il n'est pas prouvé que l'eau oxygénée, arrivant dans l'estomac et y subissant des modifications que nous ne connaissons pas encore, agira d'une façon semblable. En un mot, il faut d'abord savoir ce que devient le bioxyde d'hydrogène introduit dans l'estomac.

Nous avons entrepris des expériences qui nous éclaireront sans doute sur cette importante question, mais jusqu'à présent, toute conclusion serait, nous le répétons, prématurée.

En résumé, des faits que nous avons observés et qui se trouvent d'ailleurs aujourd'hui confirmés par un grand nombre d'expérimentateurs, nous pouvons conclure que l'eau oxygénée neutre ou très faiblement acide tuant les ferments figurés au même titre que l'acide phénique peut être employée pour les pansements partout où l'on se sert actuellement des solutions phéniquées.

Jusqu'à présent, et les expériences sont assez nombreuses

déjà, aucun accident n'a été signale, consécutif à l'emploi de l'eau oxygénée dans la pratique chirurgicale. Il n'en est pas de même pour l'acide phénique qui, fréquemment, produit des accidents toxiques pouvant revêtir une forme grave.

L'eau oxygénée qui est inodore, devra être préférée à l'acide phénique dont l'odeur est très désagréable et ne disparaît que difficilement.

L'eau oxygénée rend de grands services en empêchant le développement des microbes, ferments figurés, à la surface des plaies récentes.

Son action est surtout remarquable sur les plaies anciennes et les ulcères où elle agit non-seulement en détruisant les microbes, mais aussi par une excitation directe due au dégagement de l'oxygène.

Paris — A. PARENT, imprimeur de la Faculté de médecine, rue Monsieur-le-Prince, 31.
A. DAVY, successeur.

268

www.ingramcontent.com/pod-product-compliance
Ingram Content Group UK Ltd.
Pitfield, Milton Keynes, MK11 3LW, UK
UKHW020023080726
13614UKWH00004B/1510